PUBLICATIONS DU *MOUVEMENT MÉDICAL*

QUELQUES REMARQUES

SUR LES THÉORIES DE

L'ATAXIE LOCOMOTRICE

PROGRESSIVE

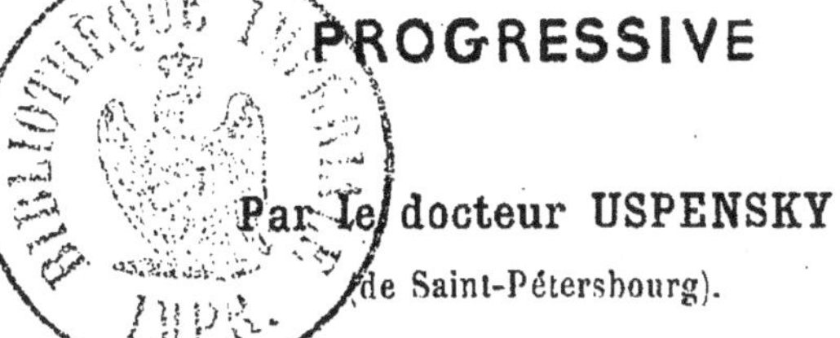

Par le docteur USPENSKY

(de Saint-Pétersbourg).

PARIS

ADRIEN DELAHAYE, LIBRAIRE-ÉDITEUR

PLACE DE L'ÉCOLE-DE-MÉDECINE

—

1869

QUELQUES REMARQUES

SUR LES THÉORIES DE

L'ATAXIE LOCOMOTRICE PROGRESSIVE

Depuis que M'. Duchenne (de Boulogne) a attiré l'attention sur les troubles de la locomotion dus à la perte de la coordination, de nombreux médecins se sont occupés de leur étude et ont cherché à les expliquer. Bientôt on a pu constater que ces troubles de la locomotion correspondaient aux lésions des cordons postérieurs de la moelle épinière. Jusqu'ici, tous les médecins sont d'accord ; les divergences se manifestent surtout quand il s'agit de l'interprétation. Comment les lésions des cordons postérieurs peuvent-elles produire l'incoordination des mouvements ? Citer toutes les théories avec détails, ce serait fatiguer les lecteurs sans rien ajouter à l'explication des idées, que je vais présenter à leur jugement. Je veux parler seulement des théories qui ont le plus de partisans. Les expériences ayant montré que la moitié postérieure de la moelle est surtout sensible, il n'y a rien d'étonnant, à ce qu'on ait voulu expliquer les troubles de la coordination par la perte plus ou moins prononcée de la sensibilité.

A l'appui de cette théorie, on a cité l'opinion de M. Longet, relativement à l'influence de la sensibilité sur les mouvements et les expériences de

M. Claude Bernard sur le même sujet. Mais, malgré tout cela, cette théorie doit être rejetée, car on ne peut pas nier les observations où la sensibilité était tout à fait intacte et la perte de la coordination très-prononcée. Les observations pathologiques de MM. Duchenne, Landry, et surtout de Niemeyer, ont prouvé que les troubles de la locomotion, causés par la perte de la sensibilité, ont un tout autre caractère que celui qui est le résultat de la lésion des cordons postérieurs.

Uue autre théorie est celle qui considère la coordination des mouvements comme un phénomène réflexe. Dans ce cas, on admet que les troubles de la locomotion dépendent des troubles des mouvements réflexes de la moelle. Cette théorie est complétement exposée dans la brochure de M. le docteur Cyon. Voici ce qu'il dit : « Sous le nom d'*incoordination des mouvements*, on confond deux choses tout à fait différentes : d'abord, le manque d'harmonie des muscles qui, par leur action, doivent produire tel ou tel effet, et puis l'exagération des contractions musculaires à la suite des troubles de l'innervation.

Les troubles de la locomotion, occasionnés par l'innervation irrégulière, sont ceux qui sont décrits par Duchenne, Benedict et d'autres, sous le nom d'*ataxie locomotrice progressive*. Le docteur Cyon les explique par ses expériences, desquelles il ressortirait, selon lui, que les racines postérieures communiquent aux racines antérieures un plus grand degré d'irritabilité, de sorte que, si les premières sont coupées, l'irritabilité des dernières diminue considérablement, et, par conséquent, les mouvements des malades atteints de *tabes dorsalis* ou d'*ataxie locomotrice progressive* seront plus faibles qu'à l'état normal. De plus, si les malades veulent faire un mouvement normal, il faudra qu'ils déploient de plus grands efforts qu'un individu sain. L'exagération des mouvements de ces malades, dit le docteur Cyon, peut s'expliquer aussi de cette manière : si à l'état normal les racines postérieures communiquent aux antérieures un plus haut degré d'irritabilité, il est bien clair que, si les premières, à la suite d'un processus morbide, possèdent un plus haut degré d'irritabilité, cet état doit se développer aussi dans les racines antérieures, et alors tous les mouvements doivent être exagérés.

Examinons à présent cette partie de la théorie de M. le docteur Cyon. Les expériences sur lesquelles elle est basée ont été répétées par feu Bezold, professeur de physiologie à l'Université de Wurzbourg, et moi. Nous avons trouvé que l'irritabilité des racines antérieures, du moment qu'elles sont mises sur les électrodes, diminue constamment. Ce résultat ne subit aucune modification, que les racines postérieures correspondantes soient coupées ou non. Pour affirmer ce résultat, nous avons fait les expériences suivantes : Après avoir placé les racines antérieures (droites et gauches) sur les électrodes, munis de deux branches, de la même batterie, et après avoir éprouvé leur irritabilité, nous avons coupé les racines postérieures d'un côté, puis nous avons de nouveau comparé l'irritabilité des racines antérieures des deux côtés. Le résultat restait le même. Enfin, nous avons voulu savoir si l'irritabilité des racines antérieures subit quelqus modifications, quand les racines postérieures correspondantes sont coupées depuis plusieurs jours, et nous avons trouvé que l'irritabilité des racines antérieures ne change nullement, même si les racines postérieures correspondantes d'un côté sont coupées depuis 22 jours.

Toutes ces expériences prouvent que les racines postérieures n'ont aucune influence sur l'irritabilité des racines antérieures correspondantes. Ce résultat a été confirmé par les expériences de M. le docteur Grünhagen (1).

Mais si les déductions tirées par M. Cyon de ses expériences étaient vraies, pourraient-elles expliquer les troubles de la locomotion connus sous le nom d'ataxie ?

Non, et voici pourquoi. Si ces troubles étaient causés par l'irritabilité des racines antérieures exagérée ou diminuée, il faudrait s'attendre à ce que, si nous coupons les racines postérieures du train de derrière chez une grenouille, les mouvements les plus désordonnés devraient apparaître dans ses mouvements, Or, ce n'est pas ce qu'on observe. Après Cl. Bernard, on a répété souvent cette expérience, et on a pu constater que les mouvements des grenouilles, quelques heures après la section ou le jour suivant, étaient si réguliers, qu'à les voir, on ne se serait pas douté que les racines postérieures fussent coupées. Le docteur Cyon a répété ces expériences, et il a vu que les grenouilles, dont les racines postérieures sont coupées, peuvent bien nager et sauter, mais, ajoute-t-il, si on les accroche par la mâchoire supérieure, elles ne font aucun effort pour échapper à cette position ; d'où

(1) *Archiv. Henle.*, 1868.

il conclut que ces grenouilles peuvent exécuter des mouvements simples (natation et saut), mais qu'elles sont incapables de faire des mouvements plus complexes, comme ceux qu'elles devraient exécuter pour reprendre leur situation naturelle lorsqu'elles sont accrochées. L'acte de nager, de sauter ne sont pas le résultat de mouvements simples ; et si les grenouilles avec les racines postérieures coupées peuvent les exécuter, c'est qu'elles peuvent faire des mouvements complexes.

Ici il faut se demander quelle est la différence qui sépare les mouvements complexes qu'une grenouille, dont les racines postérieures sont coupées, est capable d'exécuter encore et les mouvements qui lui sont tout à fait impossibles ? A notre avis, la différence est celle-ci : le saut et la natation sont des mouvements appris, habituels à la grenouille, et c'est pour cela qu'elle les exécute, quoique ses racines postérieures soient coupees, tandis que les mouvements complexes inusités, nouveaux, qu'elle doit apprendre, lui sont tout a fait impossibles, si les mêmes racines postérieures sont sectionnées.

Ainsi nous voyons qu'on ne peut pas s'expliquer les troubles de la locomotion dans l'ataxie par la diminution de l'irritabilité des racines antérieures à la suite d'une lésion des racines postérieures.

Pouvons-nous nous rendre compte de ces troubles par l'exagération de l'irritabilité des racines antérieures, occasionnée par celle des racines postérieures ? Nous ne le croyons pas davantage ; car alors il faudrait s'attendre à ce que l'exagération de l'irritabilité, dans le cours de la maladie, soit remplacée par la diminution de cette irritabilité, et alors les mouvements ataxiques, au commencement de la maladie, donneraient lieu aux troubles que nous observons à la suite de la perte de la sensibilité, c'est-à-dire que ces troubles s'amélioreraient, les malades pourraient bien marcher pendant la journée, mais ce n'est pas ce que nous observons dans l'ataxie.

Passons à présent à l'autre partie de la théorie du docteur Cyon, ayant trait aux troubles de la locomotion dépendant de la perte de la coordination, qui, d'après lui, est un phénomène tout à fait réflexe et qui n'apparaissent que quand le processus morbide a envahi la substance grise de la moelle. Ces troubles de la locomotion, décrits par le docteur Benedict sous le nom de *forme paralytique de l'ataxie* et qui n'est que l'issue de ces troubles, sont connus soit sous le nom d'*ataxie proprement dite* ou sous celui de *troubles de l'innervation,* pour nous servir d'une expression de M. Cyon.

Selon sa théorie, ces troubles de la locomotion sont le résultat des troubles de la motricité réflexe de la substance grise de la moelle, laquelle n'a rien de commun avec la sensibilité consciente. Pour expliquer comment peut être troublée la motricité réflexe de la moelle en même temps que la sensibilité reste intacte, il fait deux hypothèses.

On peut, dit-il, supposer que dans les racines postérieures il y a deux sortes de fibres nerveuses; les unes, dont l'irritation ne produit que des mouvements réflexes, et les autres, qui servent à la sensibilité consciente. Si cette supposition est vraie, on conçoit facilement comment les unes peuvent souffrir et les autres rester intactes, ou si les mêmes fibres nerveuses servent à la sensibilité consciente et aux mouvements réflexes, il faut supposer qu'elles se terminent dans les ganglions des cornes postérieures, et ceux-ci donnent deux branches, l'une qui va à travers la substance grise aux ganglions des cornes antérieures, c'est la *branche réflexe*, et l'autre ascendante pour la sensibilité consciente. Et dans ce cas, qui est plus vraisemblable, il est possible de comprendre la souffrance isolée ou de la motricité réflexe de la moelle, ou de la sensibilité consciente. Si nos fibres transversales, dit le docteur Cyon, sont dégénérées et les fibres ascendantes intactes, nous verrons l'ataxie sans anesthésie; si, au contraire, les fibres transversales sont intactes, les ascendantes étant dégénérées, il en résultera une anesthésie sans ataxie. Si, enfin, les fibres transversales et ascendantes sont dégénérées, nous aurons à la fois l'anesthésie et l'ataxie.

La perte de la coordination des mouvements peut résulter, dit encore le docteur Cyon, non-seulement de la diminution de la motricité réflexe de la moelle, mais aussi de l'exagération de cette motricité, et par cette exagération il explique les troubles de la coordination que le docteur Sander a observés chez les grenouilles, après avoir coupé de longues tranches sur les cordons postérieurs.

Voilà la théorie de la coordination du docteur Cyon. Examinons-la à présent. D'abord, cette théorie tend à prouver que, dans les cas de perte de la coordination des mouvements sans anesthésie, ce sont les fibres transversales qui sont dégénérées; or, ceci n'est pas encore prouvé. Puis, d'après cette théorie, la marche est un phénomène tout à fait réflexe, qui n'a pas besoin de l'activité du cerveau. Est-ce bien vrai? A l'appui de son assertion, le docteur Cyon cite les personnes qui, sans aucune conscience, se lèvent, dans la nuit, de leur lit, et marchent sans lumière ; puis, il montre les personnes qui, absorbées dans leurs réflexions, marchent sans conscience.

Ne sont-ce pas là de pures assertions ? Le docteur Benedict a fait remarquer que tout cela montre seulement que ces personnes ont oublié les influences psychologiques qui les ont guidées dans ces moments-là. Les expériences directes de M. le professeur Setschenoff ont fait voir que, si l'on sépare le cerveau de la grenouille au niveau du bulbe, la grenouille ne peut ni sauter ni nager. Cette expérience nous montre que le centre de la coordination des mouvements pour la marche n'est pas dans la moelle, mais dans le cerveau. Quelle est la structure de ces centres, de laquelle dépend leur activité ? Nous n'en savons rien. Ce que nous savons, c'est que, quoique tous les mouvements qui composent la marche soient possibles sans cerveau, leur composition, leur succession, nécessaires pour la marche, ne sont possibles que par le concours du cerveau.

Mais toutes ces objections à part, nous croyons qu'il est tout à fait impossible d'expliquer les troubles de la coordination par la diminution ou l'exagération de sa motricité réflexe de la moelle. Quant à la diminution, nous avons déjà dit que la coupure des racines postérieures n'occasionne pas les troubles ataxiques, ce qui devrait en résulter si l'incoordination des mouvements était le résultat de l'abolition de cette motricité.

Aussi, il est tout à fait impossible d'expliquer les troubles ataxiques par l'exagération de la motricité réflexe de la moelle ; car alors nous les verrions se manifester d'une manière éclatante dans l'empoisonnement par la strychnine, qui exagère tant cette motricité de la moelle. J'ai fait plusieurs expériences avec la strychnine et d'autres poisons qui exagèrent la motricité de la moelle, et voici ce que j'ai vu : J'ai fait ces expériences sur les poulets, parce que chez ces animaux il est plus facile d'observer les désordres dans la marche, et puis ils sont moins sensibles que les autres à l'action de la strychnine. Les poulets, empoisonnés par de petites doses de strychnine, marchent très-bien ; toutefois, en les observant avec soin, on voit qu'ils élèvent les jambes plus haut et puis les baissent avec plus de rapidité. Cela montre que la coordination des mouvements n'est pas troublée, seulement, les mouvements s'accomplissent avec plus de force et de rapidité.

Ainsi, nous voyons que les désordres de la locomotion dans l'ataxie ne sont pas explicables par l'exagération ou la diminution de la motricité réflexe de la moelle épinière. Mais les études des modifications de la marche, qui pourraient résulter des troubles des phénomènes réflexes de la moelle, nous a fourni un fait qui peut nous servir de point d'appui pour l'explication des désordres de la locomotion dans l'ataxie. En effet, nous avons vu que les animaux, empoisonnés par de petites doses de strychnine ou d'autres poisons, qui exagèrent la motricité réflexe de la moelle, présentent dans leur marche et dans leurs mouvements cette exagération des contractions musculaires que nous voyons au commencement de l'ataxie, alors que les malades marchent encore bien. C'est cette exagération des contractions musculaires qui a été décrite par

M. Duchenne comme le résultat de la dysharmonie
des muscles antagonistes. Toutefois, cette explication de M. Duchenne paraît plutôt tirée de la ré-
flexion théorique que de l'observation directe, car
nous voyons souvent, surtout au commencement
de la maladie, que les contractions des muscles
antagonistes dans les mouvements sont plutôt exagérées que diminuées.

La remarque suivante, que M. le docteur Benedict fait dans son *Electro-thérapie*, vient à l'appui
de notre opinion. En soulevant les jambes de ces
malades quand ils sont au lit, on sent très-souvent
les contractions des muscles antagonistes. Alors, si
l'exagération des mouvements chez les ataxiques
n'est pas produite par la dysharmonie des muscles
antagonistes, quelle est donc leur cause? Comme
le caractère des mouvements au début de l'ataxie
et dans l'empoisonnement par la strychnine, etc.,
est le même, il y a tout lieu de croire qu'ils sont le
résultat de la même cause; en d'autres termes, nous
croyons que l'exagération des mouvements dans
l'ataxie est le résultat de l'irritation de la substance
grise de la moelle épinière. On conçoit qu'à la suite
de cette irritation, tous les mouvements volontaires
et réflexes qui sont produits par l'action des nerfs
de la moelle doivent être exagérés.

Ainsi, à notre avis, toutes les influences morbides capables de causer l'ataxie, produisent, au
commencement, l'état d'irritation de la substance
grise de la moelle. Mais, contre cette opinion, il y
a deux objections à faire. D'abord, est-il vrai que
les mouvements réflexes sont toujours exagérés
dans la première période de l'ataxie? Dans la
grande majorité des cas, nous le pensons du moins,

nous avons constamment remarqué, surtout dans les premiers temps de la maladie, que le contact des objets froids provoquait une sensation et des mouvements réflexes plus forts qu'à l'état normal. Ici, il est bon de remarquer que nous n'avons pas encore des moyens sûrs de déterminer les mouvements réflexes chez l'homme.

Une autre objection est plus puissante. L'anatomie pathologique nous montre qu'au commencement de l'ataxie, on ne trouve aucune altération dans la moelle épinière, ou du moins, si on en rencontre, c'est seulement dans les cordons postérieurs et pas dans la substance grise.

A cette objection nous répondons que jusqu'à présent le microscope ne nous a pas encore fait voir les caractères auxquels il est possible de reconnaître l'irritation des cellules nerveuses. L'aspect microscopique de la moelle des animaux empoisonnés par la strychnine ne nous découvre aucune lésion des cellules de la substance grise, quoique des lésions doivent exister, à moins qu'on n'admette des troubles dans les fonctions sans altération matérielle. Puis, il y a une circonstance qui nous force à accepter l'irritation primitive de la substance grise au commencement de la maladie, car sans cela nous ne saurions nous expliquer les altérations des cordons postérieurs dans les cas où il est impossible d'admettre leur lésion à la suite de la propagation d'un processus morbide des membranes de la moelle. Les cordons postérieurs, ainsi que nous le montre l'anatomie pathologique, sont composés par les embranchements des racines postérieures de la moelle et par les fibres propres.

Les expériences physiologiques nous font croire que ces dernières sont concentrées surtout vers le milieu des cordons postérieurs, et l'anatomie pathologique nous révèle que c'est ici qu'on observe les premiers indices des lésions des cordons postérieurs dans l'ataxie. Les recherches histologiques nous font croire que ces fibres propres des cordons postérieurs prennent leur origine dans les cellules de la substance grise de la moelle et après un parcours plus ou moins long, elles finissent dans la substance grise de la moelle, de sorte que les influences morbides qui peuvent occasionner l'ataxie, comme les excès *in Venere*, les travaux forcés et surtout, d'après Benedict, les travaux auxquels on n'est pas habitué, ne peuvent agir sur les fibres propres des cordons postérieurs que par l'intermédiaire de la substance grise, où elles prennent leur origine.

Si, au contraire, nous acceptons que les causes morbides qui produisent l'ataxie occasionnent d'abord l'état d'irritation de la substance grise, la lésion consécutive des cordons postérieurs sera facile à comprendre. Les observations de tous les jours nous montrent qu'un courant électrique, par exemple, de la même intensité produit une sensation plus douloureuse et d'une durée plus longue s'il agit sur un point de la peau irrité, que quand le même courant agit sur la peau saine. Mais le même effet sans doute doit apparaître si la substance grise de la moelle, à la suite des influences morbides, se trouve dans un état d'irritation. Quel serait donc le résultat de cette irritabilité exagérée de la substance grise de la moelle? On conçoit aisément que les fonctions des fibres nerveuses des çordons postérieurs, qui y prennent leur origine, doivent être exagérées. Mais la physiologie nous montre que les nerfs, si on les excite longtemps ou trop fort, finissent par être épuisés, et alors ils ne répondent plus à l'irritation, et ce n'est qu'après un repos plus ou moins long qu'ils commencent de nouveau à répondre à l'excitation. Comment s'expliquer cette propriété des nerfs? Sans doute il faut croire qu'à la suite d'une activité excessive dans les nerfs, se produisent les altérations moléculaires, inappréciables au commencement, mais qui, il faut le supposer, peuvent devenir très-graves et enfin visibles si on ne donne pas aux nerfs un repos nécessaire qui leur permette de reprendre leurs fonctions.

Ce fait de physiologie générale du système nerveux nous fait comprendre comment, à la suite d'irritation primitive de la substance grise, peuvent se produire les lésions des cordons postérieurs. Ici se présentent deux objections qui semblent contredire cette explication. D'abord, dans ces cas-là, il faudrait s'attendre à ce que les désordres ataxiques de la locomotion, au début de la maladie, quand les altérations des cordons postérieurs ne sont pas assez graves, doivent disparaître tout à fait, si les influences morbides qui engendrent l'état d'irritation de la substance grise cessent d'agir, et de cette manière donnent aux fibres nerveuses des cordons postérieurs le temps du repos. Ce fait est plus que vraisemblable. D'après les observations du docteur Benedict, les soldats, après les marches forcées, présentent souvent les désordres ataxiques de la locomotion, et, après quel-

que temps de repos, ces symptômes disparaissen
tout à fait.

L'autre objection est celle-ci : si l'irritation de la
substance grise produit la lésion des cordons postérieurs qui y prennent leur origine, il faudrait observer les mêmes lésions dans les racines antè-
rieures, qui prennent leur origine aussi dans la
substance grise. A cette objection, nous pouvons
répondre que les causes morbides de l'ataxie n'a-
gissent sur la moelle que par l'intermédiaire des
racines postérieures, qui finissent dans les cellules
des cornes postérieures de la moelle, de sorte qu'au
commencement, l'irritation se produit dans la partie supérieure de la substance grise, qui donne
l'origine aux fibres propres des cordons postérieurs,
ou du moins il faut croire que l'irritation a plus
d'intensité dans la partie postérieure. Aussi, n'est-il
pas étonnant que les lésions des cordons postérieurs se manifestent d'abord. Toutefois, il faudrait s'attendre à ce que, dans les périodes avan-
cées de la maladie, les mêmes lésions devraient se
manifester dans les cordons et racines antérieurs.

Cette supposition n'est pas tout à fait invraisem-
blable. Nous avons vu une fois, à l'autopsie d'un
homme dont la maladie (ataxie) datait de huit
ans, l'atrophie des cordons postérieurs, et en même
temps les cordons antérieurs présentaient des altérations de même nature, quoique à un degré
moins avancé. Les cellules de la substance grise,
dans ces cas-là, offraient une pigmentation surtout
prononcée dans les cornes postérieures. Cepen-
dant, il faut dire que ces altérations des cordons
antérieurs se rencontrent rarement, et il importe
de ne pas oublier que l'activité exagérée de la

substance grise, après une période plus ou moins longue, donne lieu à la diminution des fonctions et en même temps l'ataxie proprement dite se transforme dans la forme paralytique de l'ataxie, où l'on ne rencontre plus cette exagération des mouvements que nous avons vue au commencement. Peut-être faut-il croire que les altérations des cordons antérieurs n'ont pas le temps de se manifester.

Avant de montrer quelles indications pour la thérapie de l'ataxie on peut tirer de cette théorie, nous croyons être obligé d'entrer dans quelques détails sur la question ; est-il possible, par la lésion des cordons postérieurs, de s'expliquer les désordres de la locomotion dans l'ataxie? M. le docteur Duchenne dit que, dans l'ataxie, on observe d'abord l'exagération des mouvements musculaires et puis la perte de l'association des contractions. Nous avons déjà expliqué comment se produit, dans l'ataxie, l'exagération. Quant à la perte de l'association, le docteur Todd, en 1847, a dit que la fonction des cordons postérieurs est de lier les diverses parties de la moelle, pour qu'elles puissent agir ensemble. Cette opinion, tout à fait théorique, a trouvé un appui dans les expériences de M. le professeur Sestchenoff, et enfin les expériences du docteurs Sanders nous montrent qu'après l'excision de grandes tranches des cordons postérieurs sur la grenouille, on voit dans les mouvements de l'animal apparaître les symptômes de la perte de coordination.

Ainsi, toutes ces expériences nous montrent que les lésions des cordons postérieurs expliquent suffisamment la perte de la coordination dans l'ataxie.

Nous avons déjà montré comment on peut s'expliquer l'origine de ces lésions.

Si cette théorie est vraie, quelles sont les indications, pour la thérapie de l'ataxie, qui peuvent en être tirées?

Comme le commencement de la maladie est l'état d'irritation de la moelle, il faut absolument éviter tout ce qui peut l'exagérer. L'emploi de la strychnine, par exemple, doit être défendu et aussi celui du café, parce que la caféine exagère aussi, comme la strychnine, la motricité réflexe de la moelle. En même temps il faudrait conseiller aux malades tout ce qui peut diminuer cette irritation. Ici, il faut citer en premier lieu l'air pur et le galvanisme.

Les expériences que nous avons faites à Berlin ont montré que les convulsions d'une nature réflexe, comme celles par la strychnine, la brucine, la thébaïne et la caféine disparaissent complétement si l'on fait la respiration artificielle aux animaux empoisonnés. Les autres convulsions qui ne sont pas d'une nature réflexe, comme par la nicotine et la picrotoxine, ne subissent aucune modification par la respiration artificielle. Peut-être pourrait-on s'expliquer cet effet de la respiration artificielle par l'élimination du poison, comme dans le curare. Mais nous avons montré que la brucine, par exemple, ne se détruit pas par l'ozone, comme le curare. Pour montrer si la respiration artificielle agit sur le centre respiratoire dans le bulbe ou sur la moelle, nous avons coupé la moelle. Les convulsions se sont manifestées au-dessus et au-dessous de la coupure, et la respiration artificielle a fait disparaître toutes ces convulsions, de sorte que toutes ces expériences nous montrent que la respiration artificielle, c'est-à-dire l'air pur, agit directement sur la moelle, en diminuant son irritation. La même chose il faut dire sur les courants continus, s'il faut en juger par les expériences de Ranke. Tous les médecins connaissent déjà les bons effets de l'air pur ou de la vie dans les campagnes, dans la thérapie de l'ataxie, et nous n'avons pas besoin d'insister sur ce point.

Quant à l'effet des *courants continus* dans l'ataxie, plusieurs cas de guérison par cet agent ont été publiés. Quant à l'emploi du *nitrate d'argent*, il y a lieu de croire qu'il possède aussi la faculté de calmer l'irritation des nerfs.

Les nouvelles recherches que nous essayons de provoquer viendront, nous l'espérons, confirmer ou faire rejeter la théorie que nous venons d'exposer.

(Extrait du Mouvement médical, déc. 1868,
janvier 1869.)

PARIS. — IMP. VICTOR GOUPY, RUE GARANCIÈRE, 5.